Sitzungsberichte
der Heidelberger Akademie der Wissenschaften
Mathematisch-naturwissenschaftliche Klasse
Jahrgang 1929. 1. Abhandlung.

Über Flächen mit geodätischen Dreiecksnetzen

Von

Otto Volk
in Kaunas (Litauen).

Vorgelegt von Herrn Liebmann.

Berlin und Leipzig 1929

Walter de Gruyter & Co.

vormals: G. J. Göschen'sche Verlagshandlung / J. Guttentag, Verlagsbuchhandlung / Georg Reimer / Karl J. Trübner / Veit & Comp.

Über Flächen mit geodätischen Dreiecksnetzen.[1]

Die Frage der geodätischen Dreiecksnetze auf Flächen verdankt ihre Entstehung Herrn FINSTERWALDER[2]), der auf die Existenz solcher Netze auf den Rotationsflächen hinwies; es sind dies die drehsymmetrischen, die von den Meridiankurven und zwei Scharen dazu symmetrisch gelegener geodätischer Linien gebildet werden; diese trivialen Netze geben gleichzeitig eine rhombische Einteilung, und die Rotationsflächen mit den auf sie abwickelbaren Flächen sind die einzigen Flächen, auf denen rhombisch-geodätische Dreiecksnetze existieren.[3])

Herr FINSTFRWALDER sprach auch die Vermutung aus, daß die Rotationsflächen nicht die einzigen Flächen mit geodätischen Dreiecksnetzen seien. Den Beweis dafür erbrachten P. STAECKEL[4]) und sein Schüler F. AHL[5]), indem sie zeigten, daß auf speziellen LIEschen Spiralflächen nichttriviale geodätische Dreiecksnetze existieren. Später zeigte dann Herr R. SAUER[6]), daß diese Eigenschaft allen LIEschen Spiralflächen zukommt.

---

[1]) Über den Inhalt dieser Abhandlung berichtete der Verfasser auf dem internationalen Mathematikerkongreß in Bologna (September 1928).

[2]) Vgl. S. FINSTERWALDER, Mechanische Beziehungen bei der Flächendeformation. Jahresbericht der Deutschen Mathematikervereinigung, Bd. 6 (1899), S. 51 ff.

[3]) Vgl. O. VOLK, Über geodätische Dreiecksnetze auf Flächen konstanten Krümmungsmaßes. Sitzungsberichte der Heidelberger Akademie der Wissenschaften, Jahrgang 1927, 3. Abhandlung, S. 18 ff.

[4]) Vgl. P. STAECKEL, Lineare Scharen geodätischer Linien. Math. Annal. Bd. 56 (1902), S. 501 ff.

[5]) Vgl. F. AHL, Über geodätische Linien. Diss. Kiel, 1901.

[6]) Vgl. R. SAUER, Flächen mit drei ausgezeichneten Systemen geodätischer Linien, die sich zu einem Dreiecksnetz verknüpfen lassen. Sitzungsberichte der Bayerischen Akademie der Wissenschaften, math.-naturwiss. Abt., Jahrgang 1926, S. 380 ff. Herr SAUER gab auch (S. 365 ff.) Rotationsflächen an, auf denen neben den trivialen Dreiecksnetzen noch solche existieren, die aus drei Systemen kongruenter, durch Drehung auseinander hervorgehender Kurven bestehen, von denen der Verfasser zeigen konnte, daß sie die einzigen Rotationsflächen mit solchen Dreiecksnetzen sind. (Vgl. O. VOLK, Über diejenigen Rotationsflächen, auf denen drei Systeme von kongruenten geodätischen Linien ein Dreiecksnetz bilden. Ebenda. Jahrgang 1927, S. 261 ff.)

Im folgenden soll nun versucht werden, systematisch die Frage nach Flächen mit geodätischen Dreiecksnetzen der Behandlung zugänglich zu machen. Den Ausgangspunkt bildet die Form des Bogenelementes:

$$ds^2 = A^2\, du^2 + 2\,A\,C\, \cos\vartheta\, du dv + C^2\, dv^2,$$

wo ist:

$$A^2 = \Sigma x_u^2,\; C^2 = \Sigma x_v^2$$

und ϑ den Winkel der Parameterkurven u, v darstellt. Die Bedingung dafür, daß die Parameterkurven u, v geodätische Linien sind, führt auf eine einfache Laplacesche Gleichung, die sich z. B. im Falle der Flächen konstanter Krümmung unmittelbar integrieren läßt und die Möglichkeit gibt, Flächen zu finden, auf denen zwei Scharen von geodätischen Linien mit vorgeschriebenem Winkel existieren. Führt man noch die Dreiecksnetzbedingung ein, so kommt man schließlich auf zwei partielle Differentialgleichungen erster Ordnung für $\zeta = \cos\vartheta$. Der Fall, daß die Integrabilitätsbedingung identisch erfüllt ist, läßt sich vollständig durchführen; er führt auf Liouvillesche Flächen. Dagegen scheint es aussichtslos zu sein, den Fall, daß die Integrabilitätsbedingung nicht identisch erfüllt ist, allgemein erledigen zu können. Indes kann man leicht durch spezielle Annahmen zu weiteren Klassen von Flächen mit geodätischen Dreiecksnetzen gelangen.

§ 1.

Geodätische Linien als Parameterkurven; die charakteristische Laplacesche Gleichung.

Die Bedingung dafür, daß die Parameterkurven u, v geodätische Linien sind, ist:

$$(1)\qquad \begin{cases} C_u - A_v \cos\vartheta + A \sin\vartheta\, \vartheta_v = 0, \\ A_v - C_u \cos\vartheta + C \sin\vartheta\, \vartheta_u = 0. \end{cases}$$

Setzt man:

$$(2)\qquad C = \Phi_v,\; A = \frac{\Phi_u}{\cos\vartheta},$$

so ist die erste Gleichung (1) identisch erfüllt; die zweite Gleichung (1) liefert für Φ die Laplacesche Gleichung:

$$(3)\qquad \Phi_{uv} + \frac{\vartheta_v}{\sin\vartheta\, \cos\vartheta}\, \Phi_u + \operatorname{cotg}\vartheta \cdot \vartheta_u\, \Phi_v = 0;$$

das Bogenelement hat dann die Form:

$$(4)\qquad ds^2 = d\,\Phi^2 + tg^2\,\vartheta\, \Phi_u^2\, du^2.$$

Die Gleichung (3) kann man nun leicht integrieren für alle Flächen mit konstantem Krümmungsmaße. Für die abwickelbaren Flächen ist bekanntlich:

$$\vartheta = U + V, \tag{5}$$

wo U, V Funktionen nur von u bzw. v darstellen. Da eine Invariante von (3) für die Annahme (5) verschwindet, so kann man (3) so schreiben:

$$\frac{\partial}{\partial v}(\Phi_u + \operatorname{cotg}\vartheta\ \vartheta_u\ \Phi) + \frac{\vartheta_v}{\sin\vartheta\ \cos\vartheta}(\Phi_u + \operatorname{cotg}\vartheta\ \vartheta_u\ \Phi) = o; \tag{6}$$

durch Integration findet man hieraus:

$$\sin\vartheta\ \Phi_u + \cos\vartheta\ \vartheta_u\ \Phi = U_1 \cos\vartheta, \tag{7}$$

$$\Phi = \frac{1}{\sin(U+V)}\left\{\cos V \int U_1 \cos U\, du - \sin V \int U_1 \sin U du + V_1\right\}, \tag{8}$$

wo U_1, V_1 neue willkürliche Funktionen von u bzw. v bedeuten. Ist das Krümmungsmaß $K \neq o$, so hat man:

$$K = \frac{\vartheta_{uv}}{A\, C \sin\vartheta}, \tag{9}$$

oder nach (2):

$$\vartheta_{uv} = K\, tg\,\vartheta\ \Phi_u\ \Phi_v. \tag{10}$$

Ersetzt man in (3) Φ_v durch den aus (10) sich ergebenden Wert, so ergibt sich für Φ_u die Gleichung:

$$\frac{\partial}{\partial v}(tg^2\vartheta\ \Phi_u^2) + \frac{1}{K}\frac{\partial}{\partial v}\vartheta_u^2 = o,$$

oder:

$$\Phi_u = \frac{1}{\sqrt{K}} \operatorname{cotg}\vartheta \sqrt{U_1 - \vartheta_u^2}. \tag{11}$$

In analoger Weise findet man:

$$\Phi_v = \frac{1}{\sqrt{K}}\ \frac{1}{\sin\vartheta} \sqrt{V_1 - \vartheta_u^2}. \tag{12}$$

Dabei bedeuten U_1, V_1 willkürliche Funktionen von u bzw. v. Man überzeugt sich leicht, daß bei Gültigkeit von (10) die Integrabilitätsbedingung der Gleichungen (11) und (12) für beliebige U_1, V_1 identisch erfüllt ist.

Die Gleichungen (10)–(12) bestimmen zusammen das Bogenelement der Flächen konstanter Krümmung mit geodätischen Linien als Parameterkurven; sie gestatten insbesondere, auf diesen Flächen geodätische Netze mit vorgeschriebenem Winkel zu bestimmen; auch erweisen sie sich von Vorteil bei der Untersuchung, ob Flächen mit gegebenem Bogenelement konstantes Krümmungsmaß haben oder nicht.

Nehmen wir als Beispiel:

$$\cos \vartheta = U V, \tag{13}$$

wo U, V Funktionen nur von u bzw. v sind. Es wird dann:

$$\vartheta_u = -\frac{U' V}{\sqrt{1 - U^2 V^2}}, \quad \vartheta_v = -\frac{U V'}{\sqrt{1 - U^2 V^2}}, \quad \vartheta_{uv} = -\frac{U' V'}{\sqrt{1 - U^2 V^2}^3}.$$

Aus (10) erhält man daher unter Beachtung der Gleichungen (11) und (12):

$$- U' V' = \sqrt{(1 - U^2 V^2) U_1 - U'^2 V^2} \cdot \sqrt{(1 - U^2 V^2) V_1 - U^2 V'^2},$$

oder:

$$\begin{aligned} U'^2 V'^2 = U_1 V_1 - (U_1 U^2 + U'^2) V^2 V_1 - (V_1 V^2 + V'^2) U^2 U_1 \\ + U^2 (U_1 U^2 + U'^2) \cdot V^2 (V_1 V^2 + V'^2). \end{aligned} \tag{14}$$

Da, wie man unmittelbar ersieht, die Annahme $U_1 U^2 + U'^2 = o$ bzw. $V_1 V^2 + V'^2 = o$ auf $U =$ const. bzw. $V =$ const., also auf die abwickelbaren Flächen führt, was aber der Voraussetzung $K \neq 0$ widerspricht so können wir in (14) mit $U^2 (U_1 U^2 + U'^2) \cdot (V^2 V_1 + V'^2)$ durchdividieren; so kommt:

$$U_2 V_2 = U_3 V_3 - \frac{V_4}{U^2} - U_4 + V^2, \tag{15}$$

wo zur Abkürzung gesetzt ist:

$$\left\{ \begin{aligned} U_2 &= \frac{U'^2}{U^2 (U_1 U^2 + U'^2)}, \; U_3 = \frac{U_1}{U^2 (U_1 U^2 + U'^2)}, \; U_4 = \frac{U_1}{U_1 U^2 + U'^2}; \\ V_2 &= \frac{V'^2}{V_1 V^2 + V'^2}, \quad V_3 = \frac{V_1}{V_1 V^2 + V'^2}, \quad V_4 = \frac{V_1 V^2}{V_1 V^2 + V'^2}. \end{aligned} \right. \tag{16}$$

Differentiieren wir (15) nach U und V, wobei die Differentialquotienten ebenfalls mit Strichen bezeichnet seien, so erhalten wir:

$$U_2' V_2' = U_3' V_3' + \frac{2 V_4'}{U^3}. \tag{17}$$

Multiplizieren wir mit U^3 und differentiieren wir nochmals nach U, so kommt:

$$(U^3 U_2')' V_2' = (U^3 U_3')' V_3'. \tag{18}$$

Hieraus folgt:

$$(U^3 U_2')' = k (U^3 U_3')',$$
$$V_3' = k V_2';$$

also:

$$\left\{ \begin{aligned} & U_2' = k U_3' + \frac{l}{U^3}; \; U_2 = k U_3 - \frac{l}{2 U^2} + m; \\ & V_3 = k V_2 + n. \end{aligned} \right. \tag{19}$$

Aus (17) kommt dann:

$$V_4' = \frac{l}{2} V_2'; \; V_4 = \frac{l}{2} V_2 + p; \tag{20}$$

endlich aus (15):

$$(21)\qquad \begin{cases} n\,U_3 - U_4 = \dfrac{k}{U^2} + q, \\ m\,V_2 = V^2 + q. \end{cases}$$

Dabei sind k, l, m, n, p, q Konstante, die aber nicht voneinander unabhängig sind. Setzen wir nämlich aus (16) die entsprechenden Werte ein, so ergeben sich zwischen V und V_1 die drei Gleichungen:

$$(22)\qquad \begin{cases} V_1 = k V'^2 + n\,(V_1 V^2 + V'^2), \\ V_1 V^2 = \dfrac{l}{2} V'^2 + p\,(V_1 V^2 + V'^2), \\ m\,V'^2 = V^2 (V_1 V^2 + V'^2) + q\,(V_1 V^2 + V'^2). \end{cases}$$

Trägt man den aus der ersten dieser Gleichungen erhaltenen Wert

$$(23)\qquad V_1 = \frac{(k+n)\,V'^2}{1 - n V^2}$$

in die dritte Gleichung (22) ein, so erhält man:

$$m(1 - nV^2) = kV^4 + (1 + kq)\,V^2 + q,$$

woraus bei beliebigem V folgt:

$$(24)\qquad k = o,\; mn = -1,\; q = m.$$

Ferner ergibt sich aus der zweiten Gleichung (22):

$$n\left(1 + \frac{l}{2}\right) V^2 - p - \frac{l}{2} = o,$$

somit:

$$(25)\qquad l = -2,\; p = 1.$$

Schließlich findet man aus der ersten Gleichung (21):

$$(26)\qquad U_1 = -\frac{U'^2}{U^2 - n};$$

damit wird, wie man leicht erkennt, auch die erste Gleichung (19) befriedigt.

Wird aber in (18) gleichzeitig:

$$(U^3 U_3')' = o,\; V_2' = o;$$
$$(U^3 U_3') = o,\; (U^3 U_2') = o;$$
$$V_2' = o,\; V_3' = o,$$

so wird man jeweils auf $U = \text{const.}$ oder $V = \text{const.}$ geführt, also auf die abwickelbaren Flächen; somit scheidet diese Möglichkeit aus. Daher hat die Gleichung (14) die allgemeinste Lösung:

$$(27)\qquad U_1 = \frac{U'^2}{n - U^2},\; V_1 = \frac{1}{1 - n V^2},$$

wobei U, V beliebig bleiben. Daraus folgt:

Die Flächen konstanter Krümmung lassen geodätische Netze zu, deren Winkel ϑ der Bedingung (13) für ganz beliebige Funktionen U, V genügt.

§ 2.

Die Dreiecksnetzbedingung.

Die Dreiecksnetzbedingung kann man so formulieren, daß die Diagonalkurven $u+v$ ebenfalls geodätische Linien sind wie die Parameterkurven u, v. Aus der bekannten Differentialgleichung der geodätischen Linien erhält man für $u+v=$ const. oder $\frac{dv}{du}=-1$:

$$\frac{\partial}{\partial u} lg\left(\frac{A}{\sin^2\vartheta\, C^2}\right)+\frac{\partial}{\partial v} lg\left(\frac{C}{\sin^2\vartheta\, A^2}\right)=o,$$

oder nach (2):

$$\frac{\partial}{\partial u} lg\left(\frac{\Phi_u}{\cos\vartheta\,\sin^2\vartheta\,\Phi_v^2}\right)+\frac{\partial}{\partial v} lg\left(\operatorname{cotg}^2\vartheta\,\frac{\Phi_v}{\Phi_u^2}\right)=o. \tag{28}$$

Die Gleichung (28) bestimmt zusammen mit der Laplaceschen Gleichung (3) alle Flächen mit geodätischen Dreiecksnetzen.

Man kann nun den beiden Gleichungen (3) und (28) eine einfachere Form geben. Setzt man nämlich:

$$\frac{\Phi_u}{\cos\vartheta\cdot\sin^2\vartheta\,\Phi_v^2}=e^{3F_v},$$

$$\operatorname{cotg}^2\vartheta\,\frac{\Phi_v}{\Phi_u^2}=e^{-3F_u},$$

so ist die Gleichung (28) für jedes beliebige F erfüllt. Hieraus kommt nun:

$$\left\{\begin{aligned}\Phi_u&=\frac{\cos\vartheta}{\sin^2\vartheta}\,e^{\varphi},\\ \Phi_v&=\frac{1}{\sin^2\vartheta}\,e^{\psi},\end{aligned}\right. \tag{29}$$

wo zur Abkürzung gesetzt ist:

$$\varphi=2F_u-F_v,\quad \psi=F_u-2F_v.$$

Durch Differentiation nach u bzw. v erhält man aus (29):

$$\Phi_{uv}=\left(\frac{\cos\vartheta}{\sin^2\vartheta}\,\varphi_v-\frac{1+\cos^2\vartheta}{\sin^3\vartheta}\,\vartheta_v\right)e^{\varphi},$$

$$\Phi_{uv}=\left(\frac{1}{\sin^2\vartheta}\,\psi_u-2\,\frac{\cos\vartheta}{\sin^3\vartheta}\,\vartheta_u\right)e^{\psi}.$$

Setzt man diese Werte und die von (29) in (3) ein, so bekommt man die beiden Gleichungen:

$$\sin\vartheta\,\varphi_v-\cos\vartheta\,\vartheta_v+e^{\psi-\varphi}\,\vartheta_u=o,$$

$$\sin\vartheta\,\psi_u-\cos\vartheta\,\vartheta_u+e^{\varphi-\psi}\,\vartheta_v=o,$$

woraus man durch Elimination von ϑ_v bzw. ϑ_u findet:

$$\sin\vartheta\,\vartheta_u + \cos\vartheta\cdot\psi_u + \varphi_v\,e^{\varphi-\psi} = o,$$
$$\sin\vartheta\,\vartheta_v + \cos\vartheta\cdot\varphi_v + \psi_u\,e^{\psi-\varphi} = o,$$

oder, wenn man für φ und ψ ihre Werte einsetzt und

$$\zeta = \cos\vartheta \tag{30}$$

setzt:

$$\begin{cases}\zeta_u + (2F_{uv} - F_{uu})\,\zeta + (F_{vv} - 2F_{uv})\,e^{F_u+F_v} = o,\\ \zeta_v + (F_{vv} - 2F_{uv})\,\zeta + (2F_{uv} - F_{uu})\,e^{-F_u-F_v} = o.\end{cases} \tag{31}$$

Die Integrabilitätsbedingung erfordert nun:

$$\begin{aligned}&(F_{uuv} + F_{uvv})\,\zeta\\ &+ (F_{vvv} - 2F_{uvv} + (F_{vv} - 2F_{uv})(2F_{vv} - F_{uv}))\,e^{F_u-F_v}\\ &+ (F_{uuu} - 2F_{uuv} - (F_{uu} - 2F_{uv})(2F_{uu} - F_{uv}))\,e^{-F_u-F_v} = o.\end{aligned}$$

Diese Gleichung ist identisch erfüllt, wenn ist:

$$\begin{cases}F_{uuv} - F_{uvv} = o,\\ (F_{vvv} - 2F_{uvv} + (F_{vv} - 2F_{uv})(2F_{vv} - F_{uv}))\,e^{F_u+F_v}\\ + (F_{uuu} - 2F_{uuv} - (F_{uu} - 2F_{uv})(2F_{uu} - F_{uv}))\,e^{-F_u-F_v} = o.\end{cases} \tag{32}$$

Aus der ersten dieser Gleichungen kommt:

$$F = \frac{1}{3}\Psi(u-v) - U + V, \tag{33}$$

wo Ψ eine Funktion nur von $u-v$, U, V Funktionen nur von u bzw. v bedeuten. Die zweite Gleichung (32) gibt die Funktionalgleichung:

$$\begin{aligned}&(e^{2V'} - e^{2U'})(\Psi''' - \Psi''^2) - 3\,(V''e^{2V'} + U''e^{2U'})\,\Psi''\\ &- (V''' + 2V''^2)\,e^{2V'} + (U''' + 2U''^2)\,e^{2U'} = o.\end{aligned} \tag{34}$$

Ist aber die Integrabilitätsbedingung **nicht** identisch erfüllt, so wird man auf zwei sehr unübersichtliche Differentialgleichungen vierter Ordnung für F geführt, mit deren Aufzeichnung nicht viel gedient wäre. Dagegen wird es möglich sein, für spezielle Annahmen auch in diesem zweiten Falle zu Lösungen zu kommen.

§ 3.

Die Funktionalgleichung (34).

Setzen wir:

$$U_1 = e^{2U'},\ V_1 = e^{2V'}, \tag{35}$$

so schreibt sich die Funktionalgleichung (34) in der Form:

$$(V_1 - U_1)(\Psi''' - \Psi''^2) - \tfrac{3}{2}(V_1' + U_1')\,\Psi'' - \tfrac{1}{2}(V_1'' - U_1'') = o. \tag{36}$$

Es sei zunächst vorausgesetzt, daß $\Psi''' - \Psi''^2$ und Ψ'' linear unabhängig seien und Ψ'' keine bloße Konstante darstelle; außerdem sei $U_1' \neq 0$, $V_1' \neq 0$. Differentiieren wir (36) nach u und v, so erhalten wir:

$$\begin{gathered} -U_1'(\Psi''' - \Psi''^2) - \tfrac{3}{2} U_1'' \Psi'' + \tfrac{1}{2} U_1''' \\ +(V_1 - U_1)(\Psi''' - \Psi''^2)' - \tfrac{3}{2}(V_1' + U_1')\Psi''' = 0, \\ V_1'(\Psi''' - \Psi''^2) - \tfrac{3}{2} V_1'' \Psi'' - \tfrac{1}{2} V_1''' \\ -(V_1 - U_1)(\Psi''' - \Psi''^2)' + \tfrac{3}{2}(V_1' + U_1')\Psi''' = 0. \end{gathered}$$

Durch Addition dieser beiden Gleichungen ergibt sich dann:

$$(37)\quad (V_1' - U_1')(\Psi''' - \Psi''^2) - \tfrac{3}{2}(V_1'' + U_1'')\Psi'' - \tfrac{1}{2}(V_1''' - U_1''') = 0.$$

In gleicher Weise leitet man hieraus die weitere Gleichung ab:

$$(38)\quad (V_1'' - U_1'')(\Psi''' - \Psi''^2) - \tfrac{3}{2}(V_1''' + U_1''')\Psi'' - \tfrac{1}{2}(V_1'''' - U_1'''') = 0.$$

Das gleichzeitige Bestehen der Gleichungen (36), (37) und (38) erfordert das Verschwinden der Determinante:

$$(39)\qquad \begin{vmatrix} V_1 - U_1 & V_1' - U_1' & V_1'' - U_1'' \\ V_1' - U_1' & V_1'' + U_1'' & V_1''' + U_1''' \\ V_1'' - U_1'' & V_1''' - U_1''' & V_1'''' - U_1'''' \end{vmatrix} = 0.$$

Die Ausrechnung ergibt:

$$(40)\qquad \begin{gathered} A_1(u) + B_1(v) + A_2(u) V_1 + B_2(v) U_1 + A_3(u) V_1'' \\ + B_3(v) U_1'' + A_4(u) V_1'''' + B_4(v) U_1'''' = 0, \end{gathered}$$

wo gesetzt ist:

$$(41)\quad \begin{cases} A_1(u) = U_1 U_1'' U_1'''' - U_1 U_1'''^2 - U_1'^2 U_1'''' + 2 U_1' U_1'' U_1''' - U_1''^3, \\ A_2(u) = U_1'''^2 - U_1'' U_1'''', \; A_3(u) = U_1''^2 - 2 U_1' U_1''' + U_1 U_1'''', \\ A_4(u) = U_1'^2 - U_1 U_1''; \\ B_1(v) = V_1 V_1'' V_1'''' - V_1 V_1'''^2 - V_1'^2 V_1'''' + 2 V_1' V_1'' V_1''' - V_1''^3, \\ B_2(v) = V_1'''^2 - V_1'' V_1'''', \; B_3(v) = V_1''^2 - 2 V_1' V_1''' + V_1 V_1'''', \\ B_4(v) = V_1'^2 - V_1 V_1''. \end{cases}$$

Um die Gleichung (40) aufzulösen, differentiieren wir sie nach U_1 und V_1; so kommt:

$$(42)\qquad \begin{gathered} \frac{dA_2(u)}{dU_1} + \frac{dB_2(v)}{dV_1} + \frac{dA_3(u)}{dU_1}\frac{dV_1''}{dV_1} + \frac{dB_3(v)}{dV_1}\frac{dU_1''}{dU_1} \\ + \frac{dA_4(u)}{dU_1}\frac{dV_1''''}{dV_1} + \frac{dB_4(v)}{dV_1}\frac{dU_1''''}{dU_1} = 0. \end{gathered}$$

Durch nochmalige Differentiation nach U_1 und V_1 erhalten wir hieraus:

$$(43)\quad \frac{d^2A_3(u)}{dU_1^2}\frac{d^2V_1''}{dV_1^2} + \frac{d^2B_3(v)}{dV_1^2}\frac{d^2U_1''}{dU_1^2} + \frac{d^2A_4(u)}{dU_1^2}\frac{d^2V_1''''}{dV_1^2} + \frac{d^2B_4(v)}{dV_1^2}\frac{d^2U_1''''}{dU_1^2} = 0.$$

Dividiert man mit $\dfrac{d^2V_1''}{dV_1^2}$ und differentiiert nach V_1, dividiert dann die so erhaltene Gleichung mit $\dfrac{d^2U_1''}{dU_1^2}$ und differentiiert nach U_1, so kommt:

$$(44)\quad \frac{d}{dU_1}\left(\frac{\frac{d^2A_4(u)}{dU_1^2}}{\frac{d^2U_1''}{dU_1^2}}\right)\frac{d}{dV_1}\left(\frac{\frac{d^2V_1''''}{dV_1^2}}{\frac{d^2V_1''}{dV_1^2}}\right)+\frac{d}{dV_1}\left(\frac{\frac{d^2B_4(v)}{dV_1^2}}{\frac{d^2V_1''}{dV_1^2}}\right)\frac{d}{dU_1}\left(\frac{\frac{d^2U_1''''}{dU_1^2}}{\frac{d^2U_1''}{dU_1^2}}\right)=o,$$

somit:

$$\frac{d}{dU_1}\left(\frac{\frac{d^2U_1''''}{dU_1^2}}{\frac{d^2U_1''}{dU_1^2}}\right)=-k\frac{d}{dU_1}\left(\frac{\frac{d^2A_4(u)}{dU_1^2}}{\frac{d^2U_1''}{dU_1^2}}\right),$$

$$\frac{d}{dV_1}\left(\frac{\frac{d^2V_1^{2''''}}{dV_1^2}}{\frac{d^2V_1''}{dV_1^2}}\right)=-k\frac{d}{dV_1}\left(\frac{\frac{d^2B_4(v)}{dV_1^2}}{\frac{d^2V_1''}{dV_1^2}}\right);$$

durch Integration ergibt sich hieraus:

$$(45)\quad \begin{cases} U_1'''' = -k\,A_4(u)+l_1\,U_1''+m_1\,U_1+n_1, \\ V_1'''' = k\,B_4(v)+l_2\,V_1''+m_2\,V_1+n_2. \end{cases}$$

Aus (43) findet man dann:

$$(46)\quad \begin{cases} A_3(u) = -k_1\,U_1''-l_2\,A_4(u)+a_1\,U_1+b_1, \\ B_3(v) = k_1\,V_1''-l_1\,B_4(v)+a_2\,V_1+b_2; \end{cases}$$

sodann aus (42):

$$(47)\quad \begin{cases} A_2(u) = -k_2\,U_1-a_2\,U_1''-m_2\,A_4(u)+c_1, \\ B_2(v) = k_2\,V_1-a_1\,V_1''-m_1\,B_4(v)+c_2; \end{cases}$$

endlich aus (40):

$$(48)\quad \begin{cases} A_1(u) = -k_3-c_2\,U_1-b_2\,U_1''-n_2\,A_4(u), \\ B_1(v) = k_3-c_1\,V_1-b_1\,V_1''-n_1\,B_4(v). \end{cases}$$

Dabei bedeuten die Koeffizienten k, k_1 .... Konstante.

Das Erfülltsein der Funktionalgleichung (40), die auf die Beziehungen (45)—(48) führt, ist aber nicht hinreichend, daß die Funktionalgleichung (36) besteht. Es muß vielmehr noch eine weitere Funktionalgleichung befriedigt sein, die man auf die folgende Weise erhält.

Durch Elimination findet man aus (36) und (37) unter Beachtung der Gleichungen (41):

$$(49)\quad \Psi''=\frac{-A_4'(u)-B_4'(v)-U_1V_1'''-U_1'''V_1+U_1'V_1''+U_1''V_1'}{3N},$$

$$(50)\quad \Psi'''-\Psi''^2=\frac{V_1'V_1'''-V_1''^2-U_1'U_1'''+U_1''^2+U_1'V_1'''+U_1'''V_1'}{2N},$$

wo zur Abkürzung gesetzt ist:

$$(51)\qquad N=B_4(v)-A_4(u)-U_1''V_1+U_1V_1'',$$

dabei sei $N \neq o$.

Aus (49) erhält man durch partielle Differentiation nach u bzw. v:

$$\Psi''' = \frac{-A_4''(u) - U_1'V_1''' - U_1'V_1''' - U_1''''V_1 + U_1'''V_1' + U_1''V_1''}{3N} + \frac{A_4'(u) + B_4'(v) + U_1V_1''' + U_1'''V_1 - U_1'V_1'' - U_1''V_1}{3N^2} \cdot (A_4'(u) + U_1'''V_1 - U_1'V_1'')$$

$$\Psi''' = \frac{B_4''(v) + U_1V_1'''' + U_1'''V_1' - U_1V_1''' + U_1''V_1''}{3N} - \frac{A_4'(u) + B_4'(v) + U_1V_1''' + U_1'''V_1 - U_1'V_1'' - U_1''V_1}{3N^2} \cdot (B_4'(v) + U_1V_1''' - U_1''V_1')$$

Durch Gleichsetzen der rechten Seiten findet man hieraus die weitere Funktionalgleichung:

(52) $U_1A_1(u) - V_1B_1(v) + U_1(B_1(v) - V_1B_2(v)) - V_1(A_1(u) - U_1A_2(u)) + U_1^2B_2(v) - V_1^2A_2(u) - U_1''V_1B_3(v) + V_1''U_1A_3(u) - U_1''''V_1B_4(v) + V_1''''U_1A_4(u) + U_1U_1''(B_3(v) + V_1V_1'''') - V_1'V_1''(A_3(u) + U_1U_1'''') = o.$

Setzt man die entsprechenden Werte aus den Gleichungen (45)—(48) ein, so erhält man:

(53) $$U_1'^2(kV_1B_4(v) + m_2V_1^2 + n_2V_1 + l_2V_1V_1'') + V_1'^2(kU_1A_4(u) - m_1U_1^2 - n_1U_1 - l_1U_1U_1'') = o.$$

Ist γ eine beliebige Konstante, so muß also sein:

(54) $$\begin{cases} kU_1A_4(u) - m_1U_1^2 - n_1U_1 - l_1U_1U_1'' = -\gamma U_1'^2, \\ kV_1B_4(v) + m_2V_1^2 + n_2V_1 + l_2V_1V_1'' = \gamma V_1'^2. \end{cases}$$

Diese beiden Differentialgleichungen kann man nun leicht integrieren. Schreibt man z. B. die erste in der Form:

$$(kU_1 + l_1)U_1U_1'' - (kU_1 + \gamma)U_1'^2 = -m_1U_1^2 - n_1U_1$$

und multipliziert mit

$$M = \left(k + \frac{l_1}{U_1}\right)^{\frac{2\gamma}{l_1} - 3} \frac{U_1'}{U_1^4},$$

so erhält man:

$$\frac{1}{2}\frac{d}{du}\left(\left(k + \frac{l_1}{U_1}\right)^{\frac{2\gamma}{l_1} - 2} \frac{U_1'^2}{U_1^2}\right) = \left(m_1 + \frac{n_1}{U_1}\right)\left(k + \frac{l_1}{U_1}\right)^{\frac{2\gamma}{l_1} - 3} \frac{d}{du}\left(\frac{1}{U_1}\right),$$

also:

(55) $$U_1'^2 = C_1U_1^2\left(k + \frac{l_1}{U_1}\right)^{-2\left(\frac{\gamma}{l_1} - 1\right)} + 2aU_1 + bU_1;$$

dabei ist zur Abkürzung gesetzt:

$$a=\left(1-\frac{l_1}{2\gamma-l_1}\right)\frac{n_1}{2(\gamma-l_1)},\ b=\left(m_1-\frac{n_1 k}{2\gamma-l_1}\right)\frac{1}{\gamma-l_1};$$

C_1 bedeutet eine willkürliche Konstante; außerdem ist vorausgesetzt, daß $l_1 \neq o$, $\gamma \neq l_1$, $2\gamma \neq l_1$.

Aus (45) und der ersten Gleichung (54) folgt nun:

$$U_1 U_1'''' = \gamma U_1'^2. \tag{56}$$

Berechnet man nun aus (55) U_1'''' und setzt den so erhaltenen Wert in (56) ein, so erhält man eine Gleichung von der Form:

$$\begin{aligned} &a_6 t^{2\lambda+4} + a_1 t^{2\lambda+3} + a_2 t^{2\lambda+2} + a_3 t^{2\lambda+1} + a_4 t^{\lambda+4} + a_5 t^{\lambda+3} \\ &+ a_6 t^{\lambda+2} + a_7 t^{\lambda+1} + a_8 t^{\lambda} + a_9 t + a_{10} = o, \end{aligned} \tag{57}$$

wo zur Abkürzung gesetzt ist:

$$t=\frac{U_1}{kU_1+l_1},\ \lambda=2\left(\frac{\gamma}{l_1}-1\right) \tag{58}$$

und die Koeffizienten a_i die folgenden Werte haben:

$$\left\{\begin{aligned} &a_0=-\lambda(\lambda+1)(3\lambda+4)\,l_1 k^3 C_1,\ a_1=\lambda(\lambda+2)(9\lambda+7)\,l_1 k^2 C_1^2,\\ &a_2=-\lambda(\lambda+2)(9\lambda+11)\,l_1 k\, C_1^2,\ a_3=(\lambda+1)(\lambda+2)(3\lambda+2)\,l_1 C_1^2,\\ &a_4=\lambda(\lambda+1)(\lambda+2)(2ak-bl_1)k^3 C_1,\ a_8=(\lambda+1)(\lambda+2)(2\lambda+1)aC_1,\\ &a_5=\lambda(\lambda+1)(\lambda+2)(3bl_1-8ak)k^2 C_1+\lambda(\lambda+1)(bl_1-ak)k^2 C_1,\\ &a_6=3\lambda(\lambda+1)(\lambda+2)(4ak-bl_1)kC_1+\lambda(\lambda+1)(3ak-bl_1)kC_1\\ &\qquad -\lambda b l_1 k C_1,\\ &a_7=\lambda(\lambda+1)(\lambda+2)(bl_1-8ak)C_1+(\lambda+2)^2 bl_1 C_1-(\lambda+2)(3\lambda+1)akC_1\\ &\qquad -2\gamma l_1 C_1,\\ &a_9=b(bl_1-ak)-\gamma(bl_1-2ak),\ a_{10}=a(b-2\gamma). \end{aligned}\right. \tag{59}$$

Macht man die Annahme, daß $\lambda > o$ sei, so muß jeder der Koeffizienten a_i verschwinden. Aus $a_3 = o$ folgt dann sofort, daß $C_1 = o$ sein muß. $\lambda = o$ ist nach Voraussetzung ausgeschlossen, da $\gamma = l_1$ sein müßte. Ist 2λ eine negative, nicht ganze Zahl, so müssen ebenfalls sämtliche a_i verschwinden, was wieder mindestens $C_1 = o$ verlangt. Ist aber 2λ eine negative ganze Zahl, so gibt für $2\lambda = -1$ die Bedingung $a_0 = o$ entweder $k = o$ oder $C_1 = o$. Für $k = o$ kommt aus (57):

$$(b-\gamma)\,b\,l_1\,t+\left(\tfrac{15}{8}b-2\gamma\right)l_1 C_1 t^{\frac{1}{2}}+(b-2\gamma)\,a+\tfrac{3}{8}\,l_1 C_1^2=o,$$

somit:

$$(b-\gamma)\,b\,l_1=o,\ \left(\tfrac{15}{8}b-2\gamma\right)l_1 C_1=o,\ (b-2\gamma)\,a+\tfrac{3}{8}\,l_1 C_1^2=o,$$

woraus mindestens $C_1 = o$ folgt.

Die Möglichkeit $2\lambda = -2$ scheidet nach Voraussetzung aus, da $\lambda = -1$ auf $2\gamma = l_1$ führt. Für $2\lambda = -3$ führt $a_3 = o$ wieder auf $C_1 = o$. $2\lambda = -4$ gibt:

$$U_1'^2 = C_1(kU_1+l_1)^2+2aU_1+bU_1^2.$$

Für alle weiteren Werte $2\lambda = -5, -6, \ldots$ führt das Verschwinden von a_3 jeweils auf $C_1 = o$. Somit folgt, daß die Gleichungen (55) und (56) höchstens dann miteinander verträglich sind, wenn eine Beziehung von der Form besteht:

(60) $$U_1'^2 = mU_1^2 + 2nU_1 + p.$$

Hieraus findet man aber nun unmittelbar:

$$U_1'''' = m^2 U_1 + mn;$$

aus (56) kommt somit:

$$m^2 U_1^2 + mnU_1 = \gamma (mU_1^2 + 2nU_1 + p);$$

daraus folgt:

$$m = \gamma,\ n = p = o,$$

oder:

$$m = \gamma = o.$$

Wir erhalten daher:

(61) $$U_1' = \sqrt{m}\, U_1,$$

oder:

(62) $$U_1'^2 = 2nU_1 + p.$$

Es bleiben noch die Fälle zu betrachten, wo die Gleichung (55) hinfällig wird.

Ist $l_1 = o$, so ist für $k \neq o$

$$M = \frac{e^{\frac{\gamma}{k}\frac{1}{U_1}}}{U_1^3}$$

ein Multiplikator der ersten Gleichung (54) und man erhält durch Integration:

(63) $$U_1'^2 = 2C_1U_1^2 e^{-\frac{2\gamma}{k}\cdot\frac{1}{U_1}} + \left(m_1 - \frac{n_1 k}{2\gamma}\right)\frac{1}{\gamma}U_1^2 + \frac{n_1}{\gamma}U_1,$$

wobei $\gamma \neq o$ sein muß.

Berechnet man U_1'''' aus (63) und setzt den so gefundenen Wert in (56) ein, so findet man eine Gleichung von der Form:

$$\left(24\,C_1^2\left(\frac{\gamma}{k}\right)^3\frac{1}{U_1^2} + a_1\frac{1}{U_1} + a_2 + a_3U_1\right)e^{-\frac{4\gamma}{k}\cdot\frac{1}{U_1}}$$
$$+ \left(\beta_1\frac{1}{U_1^3} + \beta_2\frac{1}{U_1^2} + \beta_3\frac{1}{U_1} + \beta_4 + \beta_5U_1 - 2\gamma\,C_1U_1^2\right)e^{-\frac{2\gamma}{k}\cdot\frac{1}{U_1}}$$
$$-\gamma\cdot a^2U_1^2 + (a^2 - 2b\gamma)U_1 + ab = o,$$

woraus unmittelbar mindestens $C_1 = o$ folgt.

Ist nun außer $l_1 = o$ auch $\gamma = o$, so kommt aus

$$k(U_1'^2 - U_1 U_1'') = m_1 U_1 + n_1$$

durch Integration:

$$k\, U_1'^2 = C_1 U_1^2 + 2 m_1 U_1 + n_1.$$

Ist neben $l_1 = o$ auch $k = o$, so wird man unmittelbar auf die Gleichung geführt:

$$\gamma U_1'^2 = m_1 U_1^2 + n_1 U_1.$$

Somit führt $l_1 = o$ ebenfalls auf eine Gleichung von der Form (60).

Für $\gamma = l_1 \neq o$ findet man aus

$$(k U_1 + l_1)(U_1'^2 - U_1 U_1'') = m_1 U_1^2 + n_1 U_1$$

durch Integration:

$$U_1'^2 = C_1 U_1^2 + 2 a U_1 + 2 b U_1^2 \, lg\left(k + \frac{l_1}{U_1}\right),$$

wo gesetzt ist:

$$a = \frac{n_1}{l_1},\ b = \left(m_1 - \frac{n_1 k}{l_1}\right)\frac{1}{l_1}.$$

Aus (56) kommt dann eine Gleichung von der Form:

$$4 b^2 U_1 \left(lg\left(k + \frac{l_1}{U_1}\right)\right)^2 + lg\left(k + \frac{l_1}{U_1}\right)(\ldots) + \ldots = o,$$

woraus sofort $b = o$ folgt. Man wird somit auch in diesem Falle auf eine Gleichung von der Form (60) geführt.

Ist endlich $2\gamma = l_1$, so kommt durch Integration eine Gleichung von der Form:

$$U_1'^2 = 2 a U_1 + b U_1^2 + 2 c U_1 (k U_1 + l_1)\, lg\left(k + \frac{l_1}{U_1}\right).$$

Aus (56) erhält man dann durch Einsetzen des Wertes von U_1'''' eine Gleichung von der Gestalt:

$$2 k c^2 (2 k U_1 + l_1)\left(lg\left(k + \frac{l_1}{U_1}\right)\right)^2 + lg\left(k + \frac{l_1}{U_1}\right)(\ldots) + \ldots = o.$$

Hieraus folgt entweder $k = o$ oder $c = o$. Der letztere Wert $c = o$ führt unmittelbar wieder auf eine Gleichung von der Form (60). Für $k = o$ schreiben wir die aus (56) kommende Gleichung an; sie hat die Form:

$$c l_1 ((b + l_1) U_1 + l_1 c)\, lg \frac{l_1}{U_1} + a_1 U_1^2 + a_2 U_1 + a_3 = o,$$

woraus also auch in diesem Falle $c = o$ folgt. Somit kommen wir auch im Falle $2\gamma = l_1$ auf eine Gleichung von der Form (60).

Ganz analoges gilt nun auch für V_1; wir erhalten somit die beiden Möglichkeiten:

(64) $$V_1' = \sqrt{m}\, V_1,$$

oder:

(65) $$V_1'^2 = 2 q V_1 + r,$$

wo (64) für den Fall der Gültigkeit von (61) und (65) im Falle von (62) zu nehmen ist. n, p, q, r sind dabei zunächst voneinander verschiedene Konstante. Indes folgt im Falle des Bestehens der Gleichungen (61) und (65) aus (38) unmittelbar, daß

$$V_1'' = U_1''$$

sein muß; daraus folgt:

$$q = n. \tag{66}$$

Aus (36) kommt dann:

$$\tfrac{2}{3}\frac{\Phi''' - \Phi''^2}{\Phi''} = \frac{V_1' + U_1'}{V_1 - U_1}.$$

Es muß also sein:

$$\frac{\partial}{\partial u}\left(\frac{V_1' + U_1'}{V_1 - U_1}\right) + \frac{\partial}{\partial v}\left(\frac{V_1' + U_1'}{V_1 - U_1}\right) = o.$$

Die Ausrechnung ergibt:

$$V_1 V_1'' - V_1'^2 + U_1'^2 - U_1 U_1'' - U_1 V_1'' - U_1'' V_1 = o;$$

setzt man die entsprechenden Werte aus (61) und (65) ein, so erkennt man sofort, daß

$$r = p \tag{67}$$

sein muß.

Es bleiben somit die beiden Möglichkeiten:

$$U_1' = \sqrt{m}\, U_1, \quad V_1' = \sqrt{m}\, V_1, \tag{68}$$

oder:

$$U_1'^2 = 2n U_1 + p, \; V_1'^2 = 2n V_1 + p. \tag{69}$$

Da aber in beiden Fällen die Voraussetzung $N \neq o$ (vgl. Gl. (51)) nicht erfüllt ist, so folgt, daß in dem betrachteten allgemeinen Falle die Annahme $N \neq o$ unmöglich und daher auszuschließen ist.

§ 4.
Fortsetzung: die Ausnahmefälle.

Wir haben nun noch die Ausnahmefälle zu betrachten, die eintreten, wenn die Voraussetzungen des § 3 nicht erfüllt sind.

1. Die Gleichungen (45)—(48) werden hinfällig, wenn in (44) einer der beiden Ausdrücke

$$\frac{d}{dU_1}\left(\frac{\dfrac{d^2 A_4(u)}{dU_1^2}}{\dfrac{d^2 U_1''}{dU_1^2}}\right), \quad \frac{d}{dV_1}\left(\frac{\dfrac{d^2 B_4(v)}{dV_1^2}}{\dfrac{d^2 V_1''}{dV_1^2}}\right)$$

verschwindet, wenn also ist:

$$\frac{d^2 A_4(u)}{dU_1^2} = \alpha \frac{d^2 U_1''}{dU_1^2}, \tag{70}$$

oder:

$$\frac{d^2 B_4(v)}{d V_1{}^2} = a \frac{d^2 V_1''}{d V_1{}^2}. \tag{71}$$

Nun kommt aus (70) durch Integration:

$$A_4(u) = \alpha U_1'' + \beta U_1 + \gamma,$$

oder:

$$(\alpha + U_1) U_1'' - U_1'^2 + \beta U_1 + \gamma = o.$$

Diese Gleichung läßt sich leicht integrieren; man erhält eine Beziehung von der Form:

$$U_1'^2 = a U_1^2 + 2 b U_1 + c, \tag{72}$$

woraus durch Differentiation folgt:

$$\frac{d^2 U_1''}{d U_1{}^2} = o.$$

In analoger Weise folgt aus (71):

$$\frac{d^2 V_1''}{d V_1{}^2} = o.$$

Es wird also in beiden Fällen bereits die Gleichung (43) nicht mehr mit $\frac{d^2 U_1''}{d U_1{}^2}$ oder $\frac{d^2 V_1''}{d V_1{}^2}$ durchdividierbar sein. Es genügt daher, den Fall zu betrachten, daß $\frac{d^2 U_1''}{d U_1{}^2} = o$, was auf die Gleichung (72) führt.

Man findet nun:

$$A_1(u) = b(ac - b^2),\ A_2(u) = a(ac - b^2),$$
$$A_3(u) = -abU_1 + b^2 - 2ac,\ A_4(u) = bU_1 + c,\ U_1'' = aU_1 + b.$$

Setzt man diese Werte in (40) und (52) ein, so kommt:

$$B_1(v) + b B_3(v) + ab B_4(v) + c V_1'''' + (b^2 - 2ac) V_1'' + a(ac - b^2) V_1$$
$$+ (B_2(v) + a B_3(v) + a^2 B_4(v) + b V_1'''' - ab V_1'') U_1 = o;$$
$$(B_1(v) + bB_3(v) + abB_4(v) + (b^2 - 2ac) V_1'' + a(ac - b^2) V_1 + b(ac - b^2)) V_1$$
$$- (B_1(v) + B_3(v) + c V_1'''' + (b^2 - 2ac) V_1'' + (a(ac - b^2) - a B_3(v)$$
$$- a^2 B_4(v) + b V_1'''') V_1) U_1 - (B_2(v) + aB_2(v) + (b + aV_1) V_1''''$$
$$- a(b + a_1 V) V_1'') U_1{}^2 = o.$$

Hieraus folgt:

$$\left\{\begin{array}{l} B_1(v) + bB_3(v) + abB_4(v) + cV_1'''' + (b^2 - 2ac) V_1'' + a(ac - b^2) V_1 = o, \\ B_2(v) + a B_3(v) + a^2 B_4(v) + b V_1'''' - ab V_1'' = o, \\ B_1(v) + bB_3(v) + abB_4(v) + (b^2 - 2ac) V_1'' + a(ac - b^2) V_1 + b(ac - b^2) = o, \\ B_1(v) + b B_3(v) + c V_1'''' + (b^2 - 2ac) V_1'' + (a(ac - b^2) - a B_3(v) \\ \quad - a B_4(v) + b V_1'''') V_1 = o. \\ B^2(v) + a B_3(v) + (b + aV_1) V_1'''' - a(b + aV_1) V_1'' = o. \end{array}\right. \tag{73}$$

Durch Subtraktion der dritten Gleichung von der ersten findet man:

$$(74)\qquad c V_1'''' = b(ac - b^2);$$

durch Subtraktion der fünften von der zweiten:

$$(75)\qquad a(V_1 V_1'''' - a V_1'^2) = o.$$

Ist nun $a \neq o$, so kommt durch Elimination von V_1'''' aus den Gleichungen (74) und (75):

$$(76)\qquad ac V_1'^2 = b(ac - b^2) V_1.$$

Es wird also:

$$2 ac V_1'' = b(ac - b^2),\; V_1''' = V_1'''' = o.$$

Das würde aber nach (75) auf $a = o$ führen; somit muß (76) identisch befriedigt sein; es muß also sein:

$$b = c = o.$$

Aus der ersten Gleichung (73) kommt dann:

$$B_1(v) = o;$$

aus der zweiten:

$$B_2(v) + a B_3(v) + a^2 B_4(v) = o;$$

aus der dritten:

$$(77)\qquad B_3(v) + a B_4(v) = o;$$

und aus den beiden letzten schließlich:

$$B_2(v) = o,$$

oder:

$$V_1'''^2 - V_1'' V_1'''' = o.$$

Durch Integration erhält man hieraus:

$$V_1''' = k V_1'',$$

$$(78)\qquad V_1'' = k V_1' + l.$$

Aus (77) kommt nun bei Beachtung von (75):

$$V_1''^2 - 2 V_1' V_1''' = a(V_1 V_1'' - 2 V_1'^2),$$

also, wenn man differentiiert:

$$-2 V_1' V_1'''' = a(V_1 V_1''' - 3 V_1' V_1'');$$

setzt man die entsprechenden Werte aus (78) ein, so ergibt sich:

$$V_1' = \frac{ak}{3a - 2k^2} V_1,$$

somit:

$$V_1'' = \frac{ak}{3a - 2k^2} V_1'.$$

Vergleicht man diese Gleichung mit (78), so findet man:

$$a = k^2,\; l = o.$$

Somit kommt:

$$(79)\qquad V_1' = k V_1,$$

während aus (72) für U_1 sich findet:

$$(80)\qquad U_1' = k U_1.$$

Ist aber $a = o$, so subtrahiere man die vierte Gleichung (73) von der ersten; man erhält dann:

$$b V_1 V_1'''' = o.$$

Diese Gleichung ist mit (74) nur dann verträglich, wenn $b = o$ ist und gleichzeitig ist:

$$V_1'''' = o. \tag{81}$$

Aus der fünften Gleichung (73) folgt dann:

$$B_2(v) = V_1'''^2 - V_1'' V_1'''' = o,$$

also:

$$V_1''' = o,\; V_1'' = m.$$

Ferner kommt aus der ersten Gleichung (73):

$$B_1(v) + c V_1'''' = o,$$

also:

$$B_1(v) = -V_1 B_2(v) - V_1'' B_3(v) - V_1'''' B_4(v) = o,$$

oder:

$$V_1'' B_3(v) = o.$$

Da:

$$B_3(v) = m^2,$$

so folgt, daß

$$m = o$$

sein muß. Wir erhalten somit für $a = o$:

$$\begin{cases} U_1' = \text{const.} \\ V_1' = \text{const.} \end{cases} \tag{82}$$

Wie man aus (36) sofort ersieht, müssen aber die Konstanten dem absoluten Betrage nacheinander gleich sein.

Sowohl für $a \neq o$ als auch $a = o$ ist aber die Bedingung $N \neq o$ nicht erfüllt. Somit wird diese Annahme auch in diesem Falle nicht zulässig sein.

2. Die Funktionalgleichung (39) wird hinfällig, wenn $\Psi''' - \Psi''^2$ und Ψ'' linear abhängig sind oder Ψ'' eine bloße Konstante darstellt. Ist:

$$\Psi''' - \Psi''^2 = k \Psi'', \tag{83}$$

so erhält man für $k \neq o$ durch Integration:

$$\Psi'' = \frac{k C_1 e^{k(u-v)}}{1 - C_1 e^{k(u-v)}}. \tag{84}$$

Setzt man diesen Wert in (36) ein, so ergibt sich:

$$C_1 V_1'' + k C_1 (2 k V_1 - 3 V_1') - C_1 U_1'' - k C_1 (2 k U_1 + 3 U_1') = (V_1'' - U_1'') e^{k(v-u)}. \tag{85}$$

Durch Differentiation nach u und v findet man hieraus:

$$V_1''' + k V_1'' + U_1''' - k U_1'' = o,$$

somit:

$$U_1''' - k U_1'' = -a,$$
$$V_1''' - k V_1'' = a,$$

oder integriert:

$$U_1'' = \frac{a}{k} + \beta_1 e^{ku}; \; V_1'' = \frac{a}{k} + \beta_2 e^{-kv},$$

$$U_1' = \gamma_1 + \frac{a}{k} u + \frac{\beta_1}{k} e^{ku}; \; V_1' = \gamma_2 + \frac{a}{k} v - \frac{\beta_2}{k} e^{-kv},$$

$$U_1 = \delta_1 + \gamma_1 u + \frac{a}{2k} u^2 + \frac{\beta_1}{k^2} e^{ku}; \; V_1 = \delta_2 + \gamma_2 v + \frac{a}{2k} v^2 + \frac{\beta_2}{k^2} e^{-kv}.$$

Setzt man diese Werte in (85) ein, so kommt:

$$k C_1 (2k(\delta_2 - \delta_1) - 3(\gamma_1 - \gamma_2)) + C_1((2k^2\gamma_2 - 3a)v - (2k^2\gamma_1 - 3a)u)$$
$$- (3\beta_1 C_1 + \beta_2) e^{ku} + (3\beta_2 C_1 + \beta_1) e^{-kv} = o,$$

woraus für $C_1 \neq o$ folgt:

$$a = \beta_1 = \beta_2 = \gamma_1 = \gamma_2 = o, \; \delta_1 = \delta_2 = o.$$

Man erhält also $U_1 = V_1 =$ const. In diesem Falle ist die Gleichung (36) für jedes beliebige Ψ erfüllt.

Ist aber in (83) $k = o$, so wird:

$$\Psi'' = \frac{1}{u - v + C_1}.$$

Aus (36) kommt dann:

(86) $(v + C_1) V_1'' - 3 V_1' + (u - C_1) U_1'' - 3 U_1' - u_1 V_1'' - v U_1'' = o.$

Durch Differentiation nach u und v findet man hieraus:

$$U_1''' + V_1''' = o,$$

also:

$$U_1''' = -a, \; V_1''' = a,$$
$$U_1'' = -au + \beta_1, \; V_1'' = av + \beta_2,$$
$$U_1' = -\frac{a}{2} u^2 + \beta_1 u + \gamma_1, \; V_1'' = \frac{a}{2} v^2 + \beta_2 v + \gamma_2.$$

Setzt man diese Werte in (86) ein, so ergibt sich:

$$\tfrac{3}{2} a (u^2 - v^2) - (a C_1 + 2\beta_1 + \beta_2) u - (a C_1 + \beta_1 + 2\beta_2) v$$
$$+ (\beta_2 - \beta_1) C_1 - 3(\gamma_1 + \gamma_2) = o,$$

somit:

$$a = \beta_1 = \beta_2 = o, \; \gamma_2 = -\gamma_1.$$

Wir erhalten somit:

$$U_1 = -au + b,$$
$$V_1 = av + c,$$

wo a, b, c beliebige Konstante bedeuten.

Wir kommen somit auch in diesem Falle auf $N = o$; die Annahme $N \neq o$ ist also auch hier nicht zulässig.

In dem zuletzt behandelten Falle $k = o$ ist auch der Ausnahmefall $U_1' = o$ oder $V_1' = o$ inbegriffen. Denn $U_1' = o$ verlangt gleichzeitig auch $V_1' = o$, wie man aus (36) unmittelbar ersieht.

Ist endlich Ψ'' eine bloße Konstante, etwa:

$$\Psi'' = k,$$

so kommt aus (36):

$$U_1'' - 3kU_1' + 2k^2U_1 - V_1'' - 3kV_1' - 2k^2V_1 = o,$$

also:

$$U_1'' - 3kU' + 2k^2U_1 = a,$$
$$V_1'' + 3kV_1' + 2k^2V_1 = a;$$

durch Integration erhält man hieraus für $k \neq o$:

$$U_1 = C_1 e^{2ku} + C_2 e^{ku} + a,$$

$$V_1 = C_3 e^{-2kv} + C_4 e^{-kv} - a,$$

wo a, C_1, C_2, C_3, C_4 beliebige Konstante bedeuten.

Ist aber $k = o$, so wird man unmittelbar geführt auf:

$$V_1'' = U_1'' = 2a,$$

also:

$$U_1 = au^2 + 2b_1u + c_1,$$
$$V_1 = av^2 + 2b_2v + c_2.$$

§ 5.

Fortsetzung: der Fall N = o.

Es bleibt noch der Fall $N = o$ zu betrachten; er führt auf die Funktionalgleichung:

(87) $$V_1'^2 - V_1V_1'' - U_1'^2 + U_1U_1'' + U_1V_1'' - U_1''V_1 = o.$$

Durch Differentiation nach u und v kommt hieraus:

$$U_1'V_1''' - U_1'''V_1' = o,$$

oder:

$$\frac{U_1'''}{U_1'} = \frac{V_1'''}{V_1'} = k,$$

somit:

(88) $$\begin{cases} U_1'' = kU_1 + m, \\ V_1'' = kV_1 + n. \end{cases}$$

Setzt man diese Werte in (87) ein, so erhält man:

$$V_1'^2 - kV_1^2 - (m+n)V_1 - U_1'^2 + kU_1^2 + (m+n)U_1 = o,$$

also:

$$U_1'^2 - kU_1^2 - (m+n)U_1 = p,$$
$$V_1'^2 - kV_1^2 - (m+n)V_1 = p.$$

Durch Differentiation kommt hieraus:

$$U_1'' = k U_1 + \frac{m+n}{2},$$

$$V_1'' = k V_1 + \frac{m+n}{2}.$$

Vergleicht man diese Gleichungen mit den Gleichungen (88), so folgt:

$$m = n.$$

Somit erhält man schließlich:

$$(89) \qquad \begin{cases} U_1'^2 = k U_1^2 + 2 m U_1 + p, \\ V_1'^2 = k V_1^2 + 2 m V_1 + p. \end{cases}$$

Ist $k \neq o$, so findet man hieraus durch Integration:

$$(90) \qquad \begin{cases} U_1 = a \cos(\varkappa u + \alpha) + b, \\ V_1 = a \cos(\varkappa v + \beta) + b, \end{cases}$$

wo a, b, α, β, $\varkappa$ neue Konstante bedeuten.

Für $k = o$ erhält man aus (89):

$$(91) \qquad \begin{cases} U_1 = a(u + \alpha)^2 + b, \\ V_1 = a(v + \beta)^2 + b. \end{cases}$$

Ist $k = o$, $m = o$, so kommt:

$$(92) \qquad \begin{cases} U_1 = a(u + \alpha), \\ V_1 = \pm a(v + \beta). \end{cases}$$

Endlich ergibt sich für $k = m = p = o$:

$$(93) \qquad \begin{cases} U_1 = a, \\ V_1 = b. \end{cases}$$

Da es keine Beschränkung der Allgemeinheit bedeutet, wenn man in (90), (91) und (92) $\alpha = \beta = o$ setzt, so soll das im folgenden geschehen, wenn wir die dazu gehörigen Ψ berechnen.

Im Falle (90) erhalten wir aus (36):

$$\Psi''' - \Psi''^2 + 3\varkappa \operatorname{cotg} \frac{\varkappa}{2}(u - v)\, \Psi'' - \frac{\varkappa^2}{2} = o,$$

woraus man unmittelbar erkennt, daß in diesem Falle $N = o$ auch eine hinreichende Bedingung für die Funktionen U_1, V_1 ist. Da diese Gleichung eine Riccatische Gleichung mit der partikulären Lösung

$$\Psi_0'' = \varkappa \operatorname{cotg} \frac{\varkappa}{2}(u - v)$$

ist, so kann man sie leicht integrieren; man erhält:

$$(94) \qquad \Psi'' = \varkappa \operatorname{cotg} \frac{\varkappa}{2}(u - v) + \frac{\sin \frac{\varkappa}{2}(u - v)}{\frac{2}{\varkappa} \cos \frac{\varkappa}{2}(u - v) + C_1},$$

wo C_1 die Integrationskonstante bedeutet.

Für den Fall der Gleichungen (91) geht (36) über in:

$$(v-u)(\Psi''' - \Psi''^2) = 3\,\Psi'';$$

die Integration gibt dann:

(95) $$\Psi'' = \frac{2}{(u-v)(1+C_1(u-v)^2)}.$$

Nimmt man in (92) das + Zeichen, so erhält man wieder den Wert (95). Das − Zeichen führt auf:

(96) $$\Psi'' = \frac{1}{C_1 - u + v}.$$

§ 6.

Die entsprechenden Flächen mit geodätischen Dreiecksnetzen.

Wir fanden im vorhergehenden die folgenden Lösungen der Funktionalgleichung (36):

I. $U_1 = a\cos(ku) + b,\ V_1 = a\cos(kv) + b,$

$$\Psi'' = k\,\mathrm{cotg}\,\frac{k}{2}(u-v) + \frac{\sin\frac{k}{2}(u-v)}{\frac{2}{k}\cos\frac{k}{2}(u-v) + c};$$

II. $U_1 = a u^2 + b, V_1 = a v^2 + b,\ \Psi'' = \dfrac{2}{(u-v)(1+c(u-v)^2)};$

III. $U_1 = a_1 e^{2ku} + b_1 e^{ku} + c, V_1 = a_2 e^{-2kv} + b_2 e^{-kv} + c, \Psi'' = k;$

IV. $U_1 = a u,\ V_1 = a v,\ \Psi'' = \dfrac{2}{(u-v)(1+c(u-v)^2)};$

V. $U_1 = a u,\ V_1 = -a v,\ \Psi'' = \dfrac{1}{u-v+c};$

VI. $U_1 = a,\ V_1 = b,\ \Psi'' = \dfrac{1}{u-v+c};$

VII. $U_1 = V_1 = k$, Ψ'' beliebig.

Dabei bedeuten $a, a_1, a_2, b, b_1, b_2, c, k$ beliebige Konstante. Wir haben nun die dazugehörigen Bogenelemente zu bestimmen.

1. Der Fall I führt auf die Gleichungen:

$$\frac{\partial}{\partial u}\left(\zeta e^{2F_v - F_u}\right) = (2F_{uv} - F_{vv})\,e^{3F_v},$$

$$\frac{\partial}{\partial v}\left(\zeta e^{F_v - 2F_u}\right) = (F_{uu} - 2F_{uv})\,e^{3F_u},$$

woraus durch Integration kommt:

(97) $$\begin{cases} \zeta e^{2F_v - F_u} = \frac{2}{3} e^{3F_v} - \int F_{vv} e^{3F_v}\,du + V_2, \\ \zeta e^{F_v - 2F_u} = \frac{2}{3} e^{-3F_u} + \int F_{uu} e^{-3F_u}\,dv + U_2. \end{cases}$$

Dabei ist:
$$F_u = \tfrac{1}{3}\Psi' - U',\quad F_v = -\tfrac{1}{3}\Psi'' + V',$$
$$F_{uu} = \tfrac{1}{3}\Psi'' - U'',\quad F_{vv} = \tfrac{1}{3}\Psi'' + V'';$$
$$e^{\Psi''} = c_1 \frac{\sin^2 \frac{k}{2}(u-v)}{\frac{2}{k}\cos\frac{k}{2}(u-v)+c}.$$

Somit wird:
$$\int F_{vv} e^{3F_v} du = \tfrac{1}{3}\int \frac{\partial}{\partial v}\left(e^{3F_v}\right) du$$
$$= -\frac{e^{3V'}}{3}\int \frac{\partial}{\partial(u-v)}\left(e^{-\Psi''}\right) du + V'' e^{3V'}\int e^{-\Psi''} du.$$

Nun ist:
$$\int e^{-\Psi''} du = \int e^{-\Psi''} d(u-v) = \frac{1}{c_1}\int \frac{\frac{2}{k}\cos\frac{k}{2}(u-v)+c}{\sin^2\frac{k}{2}(u-v)}\, d(u-v)$$
$$= \frac{2}{k\sin\frac{k}{2}(u-v)} + c\operatorname{cotg}\frac{k}{2}(u-v);$$

somit kommt:
$$\int F_{vv} e^{3F_v} du = \frac{1}{3c_1}\left\{3a\sin(kv)\sqrt{a\cos(kv)+b}\left(\frac{2}{k\sin\frac{k}{2}(u-v)}\right.\right.$$
$$\left.\left. + c\operatorname{cotg}\frac{k}{2}(u-v)\right) - \sqrt{a\cos(kv)+b}^{\,3}\,\frac{\frac{2}{k}\cos\frac{k}{2}(u-v)+c}{\sin^2\frac{k}{2}(u-v)}\right\}.$$

In der gleichen Weise findet man:
$$\int F_{uu} e^{-3F_u} dv = \frac{1}{3c_1}\left\{3a\sin(ku)\sqrt{a\cos(ku)+b}\left(\frac{2}{k\sin\frac{k}{2}(u-v)}\right.\right.$$
$$\left.\left. + c\operatorname{cotg}\frac{k}{2}(u-v)\right) + \sqrt{a\cos(ku)+b}^{\,3}\,\frac{\frac{2}{k}\cos\frac{k}{2}(u-v)+c}{\sin^2\frac{k}{2}(u-v)}\right\}.$$

Aus (97) ergibt sich daher:
$$\zeta = \sqrt{\frac{a\cos(kv)+b}{a\cos(ku)+b}} - \frac{b\sin(kv)\sin\frac{k}{2}(u-v)\left(\frac{2}{k}+c\cos\frac{k}{2}(u-v)\right)}{\left(\frac{2}{k}\cos\frac{k}{2}(u-v)+c\right)\sqrt{a\cos(ku)+b}\sqrt{a\cos(kv)+b}}$$

$$+\frac{c_1 \sin^2\frac{k}{2}(u-v)\,V_2}{\left(\frac{2}{k}\cos\frac{k}{2}(u-v)+c\right)(a\cos(kv)+b)\sqrt{a\cos(ku)+b}},$$

$$\zeta=\sqrt{\frac{a\cos(ku)+b}{a\cos(kv)+b}}+\frac{b\sin(ku)\sin\frac{k}{2}(u-v)\left(\frac{2}{k}+c\cos\frac{k}{2}(u-v)\right)}{\left(\frac{2}{k}\cos\frac{k}{2}(u-v)+c\right)\sqrt{a\cos(ku)+b}\sqrt{a\cos(kv)+b}}$$

$$+\frac{c_1 \sin^2\frac{k}{2}(u-v)\,U_2}{\left(\frac{2}{k}\cos\frac{k}{2}(u-v)+c\right)(a\cos(ku)+b)\sqrt{a\cos(kv)+b}}.$$

Hieraus erhält man durch Gleichsetzen der rechten Seiten:

$$\frac{U_2}{\sqrt{a\cos(ku)+b}}-\frac{V_2}{\sqrt{a\cos(kv)+b}}=\frac{ac}{c_1}(\cos(kv)-\cos(ku)),$$

somit.

$$(98)\qquad \begin{cases} U_2=\frac{1}{c_1}(c_2-ac\cos(ku))\sqrt{a\cos(ku)+b}, \\ V_2=\frac{1}{c_1}(c_2-ac\cos(kv))\sqrt{a\cos(kv)+b}. \end{cases}$$

Daher kommt schließlich:

$$(99)\qquad \cos\vartheta=\sqrt{\frac{a\cos(kv)+b}{a\cos(ku)+b}}$$

$$+\frac{\sin\frac{k}{2}(u-v)\left(\sin\frac{k}{2}(u-v)(c_2-ac\sin\frac{k}{2}(u-v))-\frac{2a}{k}\sin(kv)\right)}{\left(\frac{2}{k}\cos\frac{k}{2}(u-v)+c\right)\sqrt{a\cos(ku)+b}\sqrt{a\cos(kv)+b}}.$$

Das Bogenelement hat somit die Form:

$$(100)\qquad ds^2=\frac{c_1^2\sin^4\frac{k}{2}(u-v)}{\sin^4\vartheta\left(\frac{2}{k}\cos\frac{k}{2}(u-v)+c\right)^2(a\cos(ku)+b)(a\cos(kv)+b)}$$

$$\left\{\frac{du^2}{a\cos(ku)+b}+2\frac{\cos\vartheta\,du\,dv}{\sqrt{a\cos(ku)+b}\sqrt{a\cos(kv)+b}}+\frac{dv^2}{a\cos(kv)+b}\right\}.$$

Wie man sich mittels der Gleichungen (11) und (12) leicht überzeugt, sind damit im allgemeinen Flächen nichtkonstanter Krümmung dargestellt, auf denen nichttriviale Dreiecksnetze möglich sind; sie gehören zur Klasse der Liouvilleschen Flächen, da sich die beiden Scharen u, v rhombisch anordnen lassen.

2. Ist nach II.:

$$U_1 = a u^2 + b,\ V_1 a v^2 + b,\ e^{\Psi'} = \frac{c_1 + (u-v)^2}{1 + c(u-v)^2},$$

so kommt in der gleichen Weise wie im vorhergehenden Falle:

$$\zeta = \sqrt{\frac{a v^2 + b}{a u^2 + b}}$$

$$- \frac{a v (u-v)(c(u-v)^2 - 1)}{(1 + c(u-v)^2)\sqrt{a u^2 + b}\sqrt{a v^2 + b}} + \frac{c_1 (u-v)^2 V_2}{(1 + c(u-v)^2)(a v^2 + b)\sqrt{a u^2 + b}},$$

$$\zeta = \sqrt{\frac{a u^2 + b}{a v^2 + b}}$$

$$+ \frac{a u (u-v)(c(u-v)^2 - 1)}{(1 + c(u-v)^2)\sqrt{a u^2 + b}\sqrt{a u^2 + v}} + \frac{c_1 (u-v)^2 U_2}{(1 + c(u-v)^2)(a u^2 + b)\sqrt{a v^2 + b}}.$$

Für die Funktionen U_2, V_2 erhält man hieraus die Gleichung:

$$\frac{U_2}{\sqrt{a u^2 + b}} - \frac{V_2}{\sqrt{a v^2 + b}} = \frac{2 a c}{c_1}(u^2 - v^2),$$

somit:

$$U_2 = \frac{a}{c_1}(c_2 - 2 c u^2),$$

$$V_2 = \frac{a}{c_1}(c_2 - 2 c v^2).$$

Daher wird:

$$\text{(101)} \qquad \cos\vartheta = \frac{a((u-v)^2(c_2 - c u v) + u v) + b(1 + c(u-v)^2)}{(1 + c(u-v)^2)\sqrt{a u^2 + b}\sqrt{a v^2 + b}}$$

und das Bogenelement hat die Form:

$$\text{(102)} \qquad d s^2 = \frac{c_1^2 (u-v)^4}{\sin^4\vartheta\,(1 + c(u-v)^2)^2 (a u^2 + b)(a v^2 + b)}$$

$$\left\{\frac{du^2}{a u^2 + b} + 2\frac{\cos\vartheta\, du\, dv}{\sqrt{a u^2 + b}\sqrt{a v^2 + b}} + \frac{dv^2}{a v^2 + b}\right\}.$$

Damit sind im allgemeinen wieder LIOUVILLEsche Flächen mit nichtkonstantem Krümmungsmaße (Gl. (11) und (12)!) festgelegt, die sich mit nichttrivialen Dreiecksnetzen bedecken lassen.

3. Im Fall III. lauten die Gleichungen zur Bestimmung von ζ:

$$\text{(103)} \qquad \begin{cases} \zeta_u + (U'' - k)\,\zeta + (V'' + k)\, e^{V' - U'} = o, \\ \zeta_v + (V'' + k)\,\zeta + (U'' + k)\, e^{U' - V'} = o. \end{cases}$$

Durch Integration kommt aus der ersten Gleichung:

$$\zeta = \left(\frac{V'' + k}{k} e^{V'} + V_2 e^{k u}\right) e^{-U'};$$

aus der zweiten Gleichung (103) findet man dann:

$$V_2 = \left(c_3 e^{-k v} + \frac{b_1}{2}\right) e^{-V'};$$

somit wird:

$$(104)\qquad \cos\vartheta = \left(c + \frac{b_1}{2} e^{ku} + \frac{b_2}{2} e^{-kv} + c_3 e^{k(u-v)}\right) e^{-U'-V'}.$$

Das Bogenelement erhält die Form:

$$(105)\qquad ds^2 = \frac{e^{2k(u-v)-2U'-2V'}}{\sin^4\vartheta} \left\{ e^{-2U'} du^2 + 2\cos\vartheta\, e^{-U'-V'} du\, dv + e^{-2V'} dv^2 \right\}.$$

Somit führt auch dieser Fall im allgemeinen auf LIOUVILLEsche Flächen nichtkonstanten Krümmungsmaßes mit nichttrivialen Dreiecksnetzen.

4. Der Fall IV. erledigt sich in der gleichen Weise wie Fall I. und II. Man erhält für ζ die beiden Werte:

$$\zeta = \sqrt{\frac{v}{u}} - \frac{(u-v)(c(u-v)^2-1)}{2(1+c(u-v)^2)\sqrt{uv}} + \frac{c_1(u-v)^2 V_2}{\sqrt{a^3}(1+c(u-v)^2)v\sqrt{u}},$$

$$\zeta = \sqrt{\frac{u}{v}} + \frac{(u-v)(c(u-v)^2-1)}{2(1+c(u-v)^2)\sqrt{uv}} + \frac{c_1(u-v)^2 U_2}{\sqrt{a^3}(1+c(u-v)^2)u\sqrt{v}},$$

somit:

$$\frac{U_2}{\sqrt{u}} - \frac{V_2}{\sqrt{v}} = \frac{2c\sqrt{a^3}}{c_1}(v-u),$$

also:

$$U_2 = \frac{\sqrt{a^3}}{c_1}(c_2 - 2cu)\sqrt{u},$$

$$V_2 = \frac{\sqrt{a^3}}{c_1}(c_2 - 2cv)\sqrt{v}.$$

Es wird daher:

$$(106)\qquad \cos\vartheta = \frac{(u-v)^2(2c_2 - c(u-v)) + u + v}{2(1+c(u-v)^2)\sqrt{uv}};$$

für das Bogenelement kommt:

$$(107)\quad ds^2 = \frac{c_1(u-v)^4}{\sin^4\vartheta\,(1+c(u+v)^2)^2\, uv}\left\{\frac{du^2}{u} + 2\frac{\cos\vartheta\, du\, dv}{\sqrt{u}\sqrt{v}} + \frac{dv^2}{v}\right\}.$$

Wir bekommen also wieder im allgemeinen LIOUVILLEsche Flächen mit nichtkonstanter Krümmung (Gl. (11) und (12)!), die eine Bekleidung mit nichttrivialen Dreiecksnetzen zulassen.

5. Im Falle V. erhält man:

$$\zeta = e^{V'-U'}\left(1 - \frac{u-v}{c_1}\left(c - \frac{u-v}{2}\right)V'' e^{\Psi'}\right) + V_2 e^{\Psi'-U'-2V'},$$

$$\zeta = e^{U'-V'}\left(1 + \frac{u-v}{c_1}\left(c - \frac{u-v}{2}\right)U'' e^{\Psi'}\right) + U_2 e^{\Psi'-2U'-V'},$$

wobei ist:

$$e^{2U'} = au,\ e^{2V'} = -av,\ e^{\Psi'} = \frac{c_1}{c-u+v}.$$

Für U_2 und V_2 findet man:

$$c_1 U_2 = a\,(c_2 - cu + u^2)\,e^{U'},$$

$$c_1 V_2 = a\,(c_2 + cv + v^2)\,e^{V'};$$

so ergibt sich:

$$\cos\vartheta = \frac{1}{\sqrt{-uv}}\left(\frac{u-v}{2} + \frac{4c_2 + (u+v)^2}{4(c-u+v)}\right). \tag{108}$$

Für das Bogenelement kommt:

$$ds^2 = -\frac{c_1^2}{a^3 \sin^4\vartheta\,(c-u+v)^2\,uv}\left\{\frac{du^2}{u} + 2\frac{\cos\vartheta\,du\,dv}{\sqrt{-uv}} - \frac{dv^2}{v}\right\}. \tag{109}$$

Das gibt wieder im allgemeinen Liouvillesche Flächen mit nichtkonstantem Krümmungsmaße (Gl. (11) und (12)!), auf denen nichttriviale Dreiecksnetze existieren.

6. Der Fall VI. führt auf die beiden Gleichungen:

$$\zeta = e^{b-a} + \frac{V_2}{c-u+v},$$

$$\zeta = e^{a-b} + \frac{U_2}{c-u-v};$$

somit wird:

$$U_2 = \left(e^{a-b} - e^{b-a}\right)u + c_2,$$

$$V_2 = \left(e^{a-b} - e^{b-a}\right)v + c_2,$$

also:

$$\cos\vartheta = \frac{e^{a-b}\,v - e^{b-a}\,u + c_2}{c-u+v}; \tag{110}$$

das Bogenelement hat die Form:

$$ds^2 = \frac{e^{-2a-2b}}{\sin^4\vartheta\,(c-u+v)^2}\left\{e^{-2a}du^2 + 2e^{-a-b}\cos\vartheta\,du\,dv + e^{-2b}dv^2\right\}. \tag{111}$$

Ist $a \neq b$, so gibt das wieder Liouvillesche Flächen mit nichtkonstantem Krümmungsmaß und nichttrivialen Dreiecksnetzen.

7. Ist endlich nach VII.:

$$U_1 = V_1 = k,\ \Psi \text{ beliebig},$$

so wird $\cos\vartheta$ eine Funktion nur von $u - v$ und $A = C$; wir erhalten also die Rotationsflächen und die auf sie abwickelbaren Flächen mit den rhombisch-geodätischen Dreiecksnetzen.

§ 7.
Spezielle Lösungen, wenn die Integrabilitätsbedingung nicht identisch erfüllt ist.

Wie wir bereits am Schlusse des § 2 bemerkt haben, ließ sich der Fall, daß die Integrabilitätsbedingung der Gleichungen (31) nicht identisch erfüllt ist, nicht allgemein durchführen. Man kann aber leicht solche spezielle Annahmen für F oder ζ machen, daß man zu neuen Flächen mit n i c h t trivialen geodätischen Dreiecksnetzen kommt; im folgenden sollen einige einfache Beispiele dazu betrachtet werden.

1. Es sei:

$$F = \Psi(2u+v) + U.$$

Die Gleichungen (31) ergeben dann:

$$(121)\quad \begin{cases} \zeta_u - U''\zeta - 3\Psi'' e^{3\Psi'+U'} = o, \\ \zeta_v - 3\Psi''\zeta - U'' e^{-3\Psi'-U'} = o. \end{cases}$$

Durch Integration der ersten Gleichung findet man unmittelbar:

$$(113)\quad \zeta = (\tfrac{1}{2} e^{3\Psi'} + V_1) e^{U'}.$$

Aus der zweiten Gleichung (112) erhält man dann die Funktionalgleichung:

$$(114)\quad (V_1' - 3V_1\Psi'')e^{3\Psi'} + U'' e^{-2U'} = o.$$

Durch Differentiation nach v kommt hieraus:

$$V_1'' - 3V_1(\Psi''' + 3\Psi''^2) = o,$$

somit:

$$V_1'' = -a^2 V_1,$$
$$3(\Psi''' + 3\Psi''^2) = -a^2,$$

oder:

$$(115)\quad \begin{cases} V_1 = c_1 \sin(av + \alpha), \\ e^{3\psi'} = c_2 \sin(a(2u+v) + \beta), \end{cases}$$

wo a, c_1, c_2, α, β willkürliche Konstante bedeuten; man kann aber, ohne die Allgemeinheit zu beschränken, $\alpha = \beta = o$ setzen.

Aus (114) erhält man nun:

$$U'' e^{-2U'} = -a c_1 c_2 \sin(2u),$$

also:

$$(116)\quad e^{-2U'} = -c_1 c_2 \cos(2u) + c_3;$$

somit kommt:

$$(117)\quad \cos\vartheta = \frac{c_1 \sin(av) + \frac{c_2}{2}\sin a(2u+v)}{\sqrt{c_3 - c_1c_2\cos(2au)}}.$$

Das Bogenelement hat die Form:

$$(118)\quad ds^2 = \frac{1}{\sin^4\vartheta\,(c_3 - c_1c_2\cos(2au))} \left\{\frac{c_2^2\sin^2 a(2u+v)}{c_3 - c_1c_2\cos(2au)}du^2 + 2\frac{c_2\sin a(2u+v)\cos\vartheta\,du\,dv}{\sqrt{c_3 - c_1c_2\cos(2au)}} + dv^2\right\}.$$

Damit sind im allgemeinen Flächen nichtkonstanter Krümmung (Gl. (11) und (12)!) mit nichttrivialen Dreiecksnetzen bestimmt.

2. Setzt man:

$$F = \Psi(2u+v) + V,$$

so erhält man aus den Gleichungen (31):

$$(119) \qquad \begin{cases} \zeta_u + (V'' - 3\Psi'')\, e^{3\Psi' + V'} = 0, \\ \zeta_v + (V'' - 3\Psi'')\, \zeta = 0. \end{cases}$$

Durch Integration findet man aus der zweiten Gleichung:

$$(120) \qquad \zeta = U \cdot e^{3\Psi' - V'};$$

aus der ersten Gleichung (119) kommt dann die Funktionalgleichung:

$$(121) \qquad 3\left(2U - e^{2V'}\right)\Psi'' + U' + V'' e^{2V'} = 0.$$

Setzen wir zur Abkürzung:

$$V_1 = e^{2V'},$$

so können wir (121) so schreiben:

$$(122) \qquad \Psi'' = \frac{2U' + V_1'}{6(V_1 - 2U_1)}.$$

Durch Differentiation nach u und v kommt hieraus:

$$\Psi''' = \frac{(V_1 - 2U)U'' + (2U' + V_1')U'}{6(V_1 - 2U_1)^2},$$

$$\Psi''' = \frac{(V_1 - 2U)V_1'' - (2U' + V_1')V_1'}{6(V_1 - 2U_1)^2},$$

woraus man die Funktionalgleichung erhält:

$$(123) \quad 2(U'^2 - UU'') + V_1'^2 - V_1 V_1'' + U'' V_1 + 2U V_1'' + 3U' V_1' = 0.$$

Durch Differentiation nach u und v folgt hieraus:

$$(124) \qquad U''' V_1' + 2U' V_1''' + 3U'' V_1'' = 0.$$

Ist nun $U' \neq 0, V_1' \neq 0$, so findet man hieraus nach Division mit U' bzw. V_1' durch Differentiation nach u bzw. v:

$$V_1' \left(\frac{U'''}{U'}\right)' + 3V_1'' \left(\frac{U''}{U'}\right)' = 0,$$

$$2U' \left(\frac{V_1'''}{V_1'}\right)' + 3V_1'' \left(\frac{V_1''}{V_1'}\right)' = 0,$$

somit:

$$(125) \qquad \begin{cases} U'' = a_1 U', \quad U' = a_1 U + b_1, \\ V_1'' = a_2 V_1', \quad V_1' = a_2 V_1 + b_2. \end{cases}$$

Setzt man die entsprechenden Werte in (124) ein, so erhält man:

$$(a_1^2 + 3a_1 a_2 + 2a_2^2)\, U' V_1' = 0,$$

also:

$$(126) \qquad a_1^2 + 3a_1 a_2 + 2a_2^2 = 0.$$

Aus (123) kommt dann:

$$(2a_1 b_1 + 2a_2 b_2 + 3a_1 b_2)\, U + (a_1 b_1 + a_2 b_2 + 3a_2 b_1)\, V_1 + 2b_1^2 + 3b_1 b_2 + b_2^2 = 0.$$

Daraus folgt:

$$(127)\qquad \begin{cases} 2a_1 b_1 + 2a_2 b_2 + 3a_1 b_2 = o, \\ a_1 b_1 + a_2 b_2 + 3a_2 b_1 = o, \\ 2b_1^2 + 3b_1 b_2 + b_2^2 = o. \end{cases}$$

Hieraus und aus Gleichung (126) ergeben sich die Möglichkeiten:

$$a_1 = -a_2,\ b_2 = -2b_1,$$
$$a_1 = -2a_2,\ b_2 = -b_1.$$

Aus (125) kommt dann unter Fortlassung der Indizes:

$$(128)\qquad U' = -aU + b,\ V_1' = aV_1 - 2b,$$

oder:

$$(129)\qquad U' = -2aU + b,\ V_1' = aV_1 + b.$$

Ist $a \neq o$, so findet man aus diesen Gleichungen durch Integration:

$$(130)\qquad U = c_1 e^{-au} + \frac{b}{a},\qquad V_1 = c_2 e^{av} + \frac{2b}{a},$$

bzw.:

$$(131)\qquad U = c_1 e^{-2au} + \frac{b}{2a},\quad V_1 = c_2 e^{av} + \frac{b}{a}.$$

Für $a = o$ kommt:

$$(132)\qquad U = bu + c_1,\ V_1 = -2bv + c_2,$$

bzw.:

$$(133)\qquad U = bu + c_1,\ V_1 = -bv + c_2.$$

Die Konstanten c_1, c_2 kann man, ohne der Allgemeinheit zu schaden, in den Gleichungen (130) und (131) gleich 1 und in den Gleichungen (132) und (133) gleich o setzen. So erhält man aus (122):

$$(134)\qquad \begin{cases} \Psi'' = \dfrac{a}{6},\quad e^{3\Psi'} = c\, e^{\frac{a}{2}(2u+v)}; \\[2ex] \Psi'' = \dfrac{a}{6}\,\dfrac{e^{a(2u+v)} - 4}{e^{a(2u+v)} - 2},\quad e^{3\Psi'} = c\,\dfrac{e^{a(2u+v)}}{\sqrt{e^{a(2u+v)} - 2}}; \\[2ex] \Psi'' = o,\ \Psi' = k; \\[1ex] \Psi'' = \dfrac{1}{6(2u+v)},\quad e^{3\Psi'} = \dfrac{1}{\sqrt{2u+v}}. \end{cases}$$

Die entsprechenden Bogenelemente sind bestimmt durch:

$$(135)\qquad ds^2 = \frac{V_1}{\left(V_1 - U^2 e^{6\Psi'}\right)^2}\left\{e^{6\Psi'} du^2 + \frac{2Ue^{6\Psi'}}{V_1} du\,dv + \frac{1}{V_1} dv^2\right\}.$$

In allen vier Fällen sind damit im allgemeinen Flächen nichtkonstanter Krümmung (Gl. (11) und (12)!) mit nichttrivialen Dreiecksnetzen bestimmt; im Falle $\Psi'' = o$ ist die Integrabilitätsbedingung identisch erfüllt; er liefert also keine neuen Flächen.

Es bleibt noch der Ausnahmefall zu betrachten, wenn U_1' oder V_1' verschwindet. Ist $U_1' = o$, so folgt aus (122) unmittelbar:

$$6\Psi'' = \frac{2V_1'}{V_1 - 2k} = l,$$

wenn ist:

(136) $$U_1 = k.$$

Somit wird:

(137) $$\begin{cases} V_1 = c e^{lv} + 2k, \\ e^{3\Psi'} = c_1 e^{\frac{l}{2}(2u+v)}. \end{cases}$$

Wird $V_1' = o$, so erhält man in der gleichen Weise:

(138) $$\begin{cases} V_1 = k, \\ U = c e^{-lu} + \frac{k}{2}, \\ e^{3\Psi'} = c_1 e^{\frac{l}{2}(2u+v)}. \end{cases}$$

Die entsprechenden Bogenelemente erhält man aus (138); sie geben im allgemeinen Flächen nichtkonstanter Krümmung mit nichttrivialen Dreiecksnetzen.

3. Zu weiteren speziellen Lösungen der Gleichungen (31) kann man durch die Substitutionen

$$\zeta = \sigma e^{F_u + F_v}, \quad \zeta = \sigma e^{-F_u - F_v}$$

gelangen. Die Gleichungen (31) gehen so über in die beiden Gleichungen:

(139) $$\begin{cases} \sigma_u + 3F_{uv}\sigma + F_{vv} - 2F_{uv} = o, \\ \sigma_v + (2F_{vv} - F_{uv})\sigma + (2F_{uv} - F_{uu})e^{-2F_u - 2F_v} = o; \end{cases}$$

bzw.:

(140) $$\begin{cases} \sigma_v - 3F_{uv}\sigma + 2F_{uv} - F_{vv} = o, \\ \sigma_u + (F_{uv} - 2F_{uu})\sigma + (F_{vv} - 2F_{uv})e^{2F_u + 2F_v} = o. \end{cases}$$

Macht man nun spezielle Annahmen für σ, setzt z. B. $\sigma = U$ oder $\sigma = V$, so kann man die erste der beiden Gleichungen (139) und (140) sofort integrieren; die zweite gibt jeweils eine Funktionalgleichung, deren Lösung vollständig durchgeführt werden kann; es soll aber hierauf nicht weiter eingegangen sein.

Eine weitere Möglichkeit zu speziellen Ansätzen besteht darin daß man die Invarianten der Laplaceschen Gleichung (3) aufstellt und solche Werte von ϑ bestimmt, daß sie verschwinden, also Netze mit vorgeschriebenem Winkel sucht. Die Dreiecksnetzbedingung (28) gibt dann eine noch zu lösende Funktionalgleichung. Indes soll auch hierauf nicht weiter eingegangen werden.

FSC
www.fsc.org
MIX
Papier | Fördert gute Waldnutzung
FSC® C083411

Zeitfracht Medien GmbH
Ferdinand-Jühlke-Straße 7
99095 Erfurt, Deutschland
produktsicherheit@kolibri360.de